AF850391

Jon Kabat-Zinn

Die MBSR-Yogaübungen

Stressbewältigung durch Achtsamkeit

bearbeitet und gesprochen
von Heike Born

arbor
Arbor Verlag
Freiburg im Breisgau

Copyright © Arbor Verlag GmbH, Freiburg 2010
Wir danken dem O.W. Barth Verlag für die freundliche Genehmigung des Abdrucks des Textes „Yoga ist Meditation", S. 98 bis 108 des Buches „Gesund durch Meditation". Für die deutsche Fassung © 1991 O.W. Barth Verlag, ein Unternehmen der Droemerschen Verlagsanstalt Th. Knaur Nachf. GmbH & Co. KG, München.
Alle Rechte vorbehalten
8. Auflage 2023

Lektorat: Lothar Scholl-Röse
Titelfoto: © Maria Rafaela Schulze-Vorberg
Druck und Bindung: Gugler GmbH, Melk, Österreich
Hergestellt von mediengenossen.de

FSC MIX Papier FSC® C005108

print 4 climate® klimapositiv gedruckt

Besuchen Sie uns im Internet!
Dort finden Sie ausführliche Leseproben aller unserer Bücher, weiterführende Informationen zu MBSR, Adressen, Kontakte, Links und unseren Buchshop:

www.arbor-verlag.de
www.arbor-online-center.de

ISBN 978-3-86781-430-0

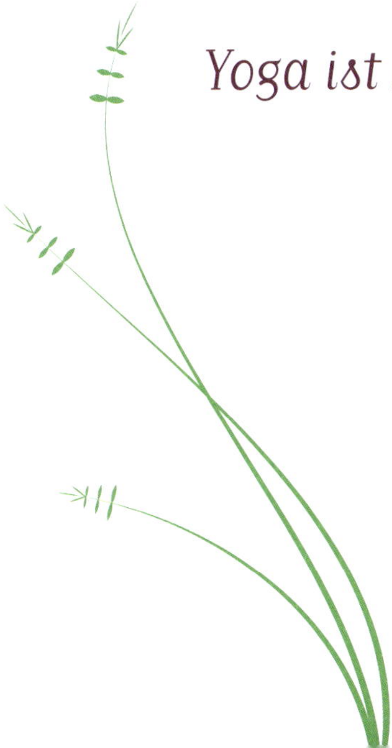

Yoga ist Meditation

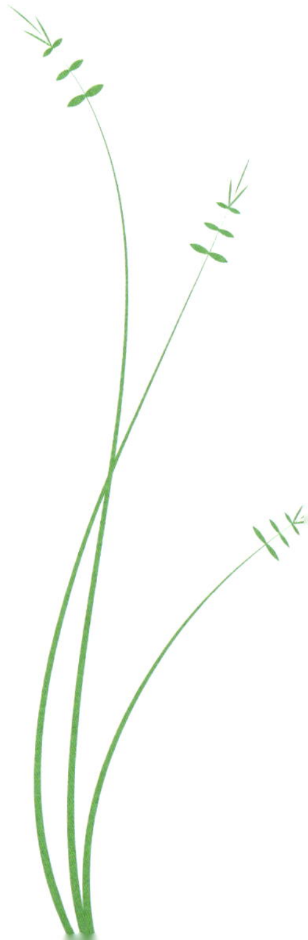

Jede Aktivität, bei der man Achtsamkeit walten lässt, wird in gewisser Weise zur Meditation. Achtsamkeit verstärkt die Wahrscheinlichkeit, dass jede Handlung, die man ausführt, die eigene Sichtweise wie auch das Selbstverständnis erweitert. Die Kunst der Achtsamkeit liegt hauptsächlich darin, immer vollkommen wach und aufmerksam zu sein, weder schläfrig zu werden noch sich von den wechselnden Gedanken mitreißen zu lassen. Der Autopilot ist ständig auf dem Sprung, das Steuer wieder zu übernehmen, sobald unsere Aufmerksamkeit auch nur etwas nachlässt. Deshalb besteht die Hauptaufgabe des Meditierenden darin, sich zu erinnern, jeden Augenblick wach zu sein.

6 „Erinnern“ ist hier in zweifacher Bedeutung zu verstehen – einmal in der eben erwähnten Art und Weise, und zweitens als Wiederherstellung einer bereits bestehenden Verbindung, die nur erneut bestätigt werden muss. Da ist etwas, das wir vergessen haben, aber es ist noch da. Es ist noch in uns vorhanden. Einzig der Zugang dazu erscheint uns im Augenblick verborgen. Was vergessen wurde, kann aber wieder ins Bewusstsein zurückgeholt werden. Wenn wir uns beispielsweise jetzt daran erinnern, achtsam zu sein, nämlich die Aufmerksamkeit auf das Jetzt und Hier zu richten, bewusst in unserem Körper zu sein, dann sind wir in diesem Augenblick wach. Die Erinnerung an unser Ganz-Sein verbindet uns mit dem Ganz-Sein, mit dem Geist der Ganzheit, der sowohl den Wald als auch die einzelnen Bäume sieht. Da wir sowieso ganz sind, brauchen wir nichts zu tun, um es zu werden, wir brauchen es nur zu sein. Dann erinnern wir uns.

Ich glaube, der Hauptgrund dafür, dass viele unserer Patienten die Meditation als so außerordentlich heilsam empfinden, ist, dass sie sich beim Meditieren an das Wissen um ihre Ganzheit erinnern, daran, dass sie sie bereits in sich tragen, das sie aber aus irgendeinem Grund vergessen haben oder nicht wissen, was sie damit anfangen sollen.

Sobald man sich wieder mit dem ursprünglichen Ganz-Sein verbindet, und sei es auch nur für wenige Minuten, ist es, als käme man nach Hause, egal, wo man sich gerade befindet oder wie es einem gerade geht. In solchen Augenblicken ist man auch mit seinem Körper vollkommen versöhnt. Darum legen wir in der Klinik so viel Wert darauf, sich bewusst wieder mit dem Körper zu verbinden, sich zu „erinnern“.

Dass der Körper unweigerlich der Vergänglichkeit unterliegt, ist eine Tatsache. Aber er scheint schneller zu altern und weniger schnell zu heilen, wenn man seine Signale ignoriert und sich nicht um ihn kümmert. Ob krank, verletzt oder gesund – die vordringliche Aufgabe sollte es sein, sich darin zu üben, im Körper zu sein sowie den Atem und die auftauchenden Empfindungen zu beobachten. Der Body-Scan ist hierbei äußerst nützlich. Man lernt auf praktische Weise, im Körper zu sein, und auf diese Art selbst subtile Botschaften zu „hören“ und sie zu beachten. Man hat die Möglichkeit, den Körper systematisch zu erforschen und gründlich zu entspannen. Im Laufe der Zeit entsteht so wie von selbst eine gewisse Vertrautheit mit dem Körper und seinen Signalen.

Man kann das Bewusstsein für den Körper auf verschiedene Art und Weise entwickeln. Eine der wirkungsvollsten Methoden, um ihn nachhaltig zu transformieren, ist der Hatha-Yoga. Hatha-Yoga-Übungen werden langsam und bewusst atmend ausgeführt. Sie stärken den ganzen Körper und kräftigen die Organe, während man lernt, auf alle entstehenden Körperempfindungen zu achten. Viele unserer Patienten „schwören" geradezu auf diese Übungen und ziehen sie dem Body-Scan oder der Sitzmeditation vor, weil sie ihre wohltuende und entspannende Wirkung sofort und direkt zu spüren bekommen.

Dies ist jedoch nicht der einzige Vorzug des Hatha-Yoga. Er ist gleichzeitig eine vorzügliche Methode, um an sich selbst zu arbeiten und sich als ein vollkommenes Ganzes zu erfahren, unabhängig davon, wie fit oder krank man sich augenblicklich fühlt. Auch wenn er rein äußerlich betrachtet nur wie eine körperliche Übung aussieht und alle Vorteile einer solchen aufweist, ist er doch weitaus mehr. Yoga, gepaart mit Achtsamkeit, ist Meditation. Dasselbe trifft auch auf den Body-Scan zu.

So werden die Yoga-Übungen mit der gleichen inneren Einstellung durchgeführt, mit der wir die Sitzmeditation oder den Body-Scan praktizieren, nämlich ohne zu greifen und ohne etwas zu forcieren. Geduldig akzeptiert man den Zustand, in dem der Körper sich augenblicklich befindet. Während man sich dehnt oder im Gleichgewicht verharrt, lernt man, seine Grenzen zu erspüren, mit ihnen umzugehen und zugleich die Aufmerksamkeit von Augenblick zu Augenblick aufrechtzuerhalten. Nähert man sich bei einer Dehnübung der Grenze des Machbaren, bleibt man auch in dieser Situation achtsam, um sich einerseits nicht zu überfordern, andererseits aber auch nicht lasch zu werden.

Diese Praxis unterscheidet sich grundlegend von körperlichen Ertüchtigungen wie zum Beispiel Aerobic oder sogar manchen Yoga-Kursen, wo nur auf die Bewegung Wert gelegt wird. Dort wird der Körper bis an die Grenzen der Leistungsfähigkeit gefordert. Der Kunst des Nicht-Tuns, des bloßen, einfachen Seins und des Loslassens, wird keinerlei Bedeutung beigemessen. Natürlich ist es trotzdem möglich, diese Seite des Seins selbst zu entdecken, da sie immer vorhanden ist, aber es ist doch ungleich schwerer, wenn Umgebung und innere Einstellung einer solchen Erfahrung diametral entgegengesetzt sind.

Viele Menschen brauchen eine Art offizieller Erlaubnis, ehe sie es wagen, vom Handlungs-Modus auf den Seins-Modus umzuschalten, wohl hauptsächlich deswegen, weil wir von Kindesbeinen an daran gewöhnt sind, alles Tun höher zu bewerten als das einfache Sein. Niemand hat uns je etwas darüber beigebracht, geschweige denn verraten, wie man es findet. Oft genügt ein einziger Anstoß gar nicht, um uns in Richtung Sein zu bewegen. Es ist aber nicht nur unsere erfolgsorientierte, betont aktive Gesellschaft, die es dem Einzelnen schwermacht, dieses geheimnisvolle Sein zu verwirklichen. Zusätzlich haben wir es ja auch noch mit einem rastlosen Geist zu tun, der gewohnheitsmäßig im Reaktions-Modus agiert, und das bedeutet immer mangelnde Achtsamkeit. Sowohl unsere nähere Umgebung als auch die Welt als Ganzes spiegelt diese Aspekte des Geistes deutlich wider.

Um vom rastlosen Tun zum ruhenden Sein zu gelangen, ist es nötig, die Konzentrationsfähigkeit zu entwickeln, ähnlich wie ein Profisportler, der weiß, dass er Körper und Geist trainieren muss, will er sein ganzes Kräftepotential nutzen.

Wie oberflächlich das Verständnis dieser Zusammenhänge bisher oft ist, zeigt sich unter anderem in der Physiotherapie. Der Patient lernt zwar einige heilgymnastische Übungen, die Bedeutung des Atems, der es einem kranken Menschen erst ermöglicht, mit seinen Schmerzen umzugehen, wird dabei jedoch überhaupt nicht berücksichtigt. Patienten, die lernen, auf den Atem zu achten, bestätigen, um wie viel wirkungsvoller die Bewegungstherapie in Verbindung mit der Atembeobachtung ist, und selbst die Therapeuten können einen Unterschied feststellen. Jede gewöhnliche heilgymnastische Übung wird durch die Anwendung von Achtsamkeit zur Meditation.

Das bedeutet auch, dass man bewusst die Verantwortung für die Signale des Körpers, zum Beispiel während der Yoga-Übungen, übernimmt, dass man darauf achtet, wie er sich fühlt und seine Meldungen honoriert. Niemand kann für Sie auf Ihren Körper hören. Wenn Sie gesund werden oder an Ihrer persönlichen Entwicklung arbeiten möchten, müssen Sie lernen, auf ihn zu hören, und wissen, welches seine Möglichkeiten und wo seine Grenzen sind. Der einzige Weg, dies herauszufinden, ist, ihn achtsam über längere Zeit hinweg zu beobachten. Dabei werden Sie zu der Erkenntnis gelangen, dass die scheinbar unverrückbar feststehenden Grenzen keineswegs starr sind, sondern im Laufe der Zeit weiter gesteckt werden können. In gleicher

Weise sollten Sie auch von starren Vorstellungen darüber, was Sie tun oder nicht tun können, Abstand nehmen.

Athleten bewegen sich ständig an ihren physischen Grenzen, aber sie tun es unter dem Druck, ihre Leistung zu verbessern, während wir uns desselben Mittels bedienen, um einfach nur da zu sein, wo wir bereits sind, ohne irgendwo anders hingelangen zu wollen oder zu müssen. Gerade Menschen mit einer angegriffenen Gesundheit profitieren ungemein von einem disziplinierten Umgang mit ihrem Körper. Hat man erst einmal das Gefühl, dass aus Krankheitsgründen dies oder das nicht mehr geht, neigt man sehr schnell dazu, den Körper überhaupt nicht mehr zu fordern. Das mag kurzfristig eine sinnvolle Maßnahme sein, etwa wenn man ernstlich krank oder verletzt ist, da der Körper solche Phasen der Ruhigstellung zur Genesung und Erholung braucht; aber allzu oft wird aus der Schonfrist ein neuer Lebensstil. Sobald ein Problem oder eine Verletzung uns über längere Zeit behindert, definieren wir es als eine neue, unveränderliche Realität und unser Selbstverständnis wird durch diese neue Vorstellung von uns entscheidend geprägt. Unbewusst betrachten wir uns vielleicht sogar als nur noch bedingt lebensfähig. Anstatt nun aber diese vermeintlichen Einschränkungen zu überprüfen, verlassen wir uns blind auf unsere Vermutungen und halten uns sklavisch an diese unverifizierten Grenzen, bis wir schließlich in ihnen erstarren.

Dann spricht man davon, dass man eben zum alten Eisen gehöre, nicht mehr in Form oder vielleicht sogar „behindert" sei und verschafft sich so ein Alibi, um in der selbstgewählten Passivität verharren zu können. Schließlich fühlt man sich zu nichts mehr fähig und landet auf Dauer im Bett, das heißt, man entwickelt ein typisches Krankheitsverhalten. Das Leben einer solchen Person dreht sich ausschließlich um die eigene Krankheit, Verletzung oder Behinderung, während das ganze übrige Leben sozusagen auf Eis gelegt und zusammen mit dem Körper vernachlässigt wird. Dabei braucht dem Körper nicht einmal etwas zu fehlen. Wenn Sie ihn nicht fordern, wissen Sie ja gar nicht, was er leisten kann, Ihre Vorstellung von seinen Fähigkeiten ist also irreal. Wenn Sie ihn nie dehnen, wenn Sie nie rennen oder im Schneidersitz dahocken, verkümmert seine Elastizität. Wenn man dann von sich behauptet, „nicht in Form" zu sein, impliziert dies einen unveränderlichen Zustand. Tatsache ist jedoch, dass dieser Zustand sich immer mehr verfestigt, je länger Sie sich gestatten, „nicht in Form" zu sein.

Medizinisch nennt man diesen Verfall Atrophie beziehungsweise Muskelschwund durch Inaktivität. Wenn der Körper nach einer schweren Operation längere Zeit ans Bett gefesselt ist, bildet sich zum

Beispiel die Beinmuskulatur zurück. Man kann förmlich zusehen, wie Schenkel und Waden dünner werden. Muskelgewebe schwindet immer dann, wenn es nicht genutzt wird. Sobald man wieder aufsteht und die Beine trainiert, bildet es sich neu. Das gilt für die gesamte Skelettmuskulatur. Der Schwund bewirkt außerdem, dass die Muskeln ihre Spannung verlieren und sich verkürzen. So sind Menschen mit einer sitzenden Lebensweise anfälliger für Verletzungen. Längere Zeiten der Ruhe oder Inaktivität eines Körperteils wirken sich auch ungünstig auf die Gelenke, Knochen, Blutgefäße und Nervenbahnen der betreffenden Region aus. Man nimmt an, dass diese Gewebe durch längeren Nicht-Gebrauch strukturelle und funktionelle Veränderungen erfahren, die in Richtung Degeneration und Atrophie gehen.

Noch vor fünfundzwanzig Jahren wurde einem Herzinfarktpatienten strengste Bettruhe verordnet. Heute dagegen setzt man auf eine gezielte Bewegungstherapie schon wenige Tage nach dem Infarkt, denn man hat erkannt, dass eine völlige Ruhigstellung die Probleme eines Herzpatienten eher noch verschlimmert. Selbst ein arteriosklerotisches Herz reagiert positiv auf die Herausforderung regelmäßiger, graduell sich steigernder Bewegung und wird funktionell gestärkt, vor allem wenn der Patient außerdem eine fettarme Diät befolgt.

Natürlich müssen die Übungen auf die körperliche Verfassung abgestimmt sein und dürfen nur allmählich intensiviert werden, will man einen wirklichen Effekt erzielen. Mit zunehmendem Training lässt sich die Leistungsfähigkeit des Herzens wieder steigern. So gibt es heutzutage ehemalige Infarktpatienten, deren Kondition es zulässt, an Marathonläufen teilzunehmen.

Der Yoga ist ein wunderbares Körpertraining, das sich sanfter Bewegungen bedient, die von jedem Menschen ausgeführt werden können. Regelmäßig geübt, wirkt er dem atrophischen Muskelschwund entgegen. Man kann ihn im Bett liegend und sogar im Rollstuhl durchführen. Das ist das Einzigartige am Hatha-Yoga. Sitzend, liegend oder stehend, jede Lage kann zur Ausgangsstellung für eine Hatha-Yoga-Übung werden. Die einzige Voraussetzung ist, dass Sie atmen können und eine gewisse Kontrolle über Ihre Bewegungsabläufe haben.

Der Yoga ist unter anderem deswegen ein so vorzügliches Körpertraining, weil bei jeder Übung der ganze Körper beteiligt ist und folglich der gesamte Organismus eine Kräftigung erfährt. In der Klinik legen wir allerdings mehr Wert auf die sanften Wirkungen des Yoga, auf das allmähliche Erwachen des Körpers zu seiner vollen Mobilität. Herzpatienten können zusätzlich zum Yoga schwimmen, Rad fahren, laufen oder rudern und ihr Herz auf diese Weise weiter stärken.

Vielleicht ist das Bemerkenswerte am Yoga, dass man sich hinterher wie neugeboren fühlt, selbst wenn man vorher völlig erschöpft war. Der ganze Mensch wird im wahrsten Sinn des Wortes regeneriert. Patienten, denen der Body-Scan schwerfällt, stellen begeistert fest, dass sie mit den Yoga-Übungen einen relativ tiefen Entspannungszustand hervorrufen können. (Im Fall chronischer Beschwerden ist bei der Wahl und Durchführung der Übungen allerdings Vorsicht geboten, wie wir gleich sehen werden.) Wieder andere merken, dass sie während der Yoga-Übungen wach bleiben können, während sie beim Body-Scan einschlafen. Nach einigen positiven Erfahrungen mit den Yoga-Übungen ändert sich die Einstellung gegenüber dem Body-Scan, der plötzlich besser verstanden wird und effektiver angewendet werden kann.

Ich selbst mache seit über zwanzig Jahren täglich meine Yoga-Übungen. Manchmal habe ich das Gefühl, als ob mein Körper sich während der Übungen selbst „zurechtrücken“ würde. Gerade wenn man Beschwerden hat und sich der Belastungsfähigkeit seines Körpers nicht mehr sicher ist, kann dieses Gefühl eine ermutigende Erfahrung sein.

An manchen Tagen nehme ich mir nur eine Viertelstunde Zeit, an anderen eine halbe oder auch eine Stunde, je nachdem, wie ich mich fühle. In der Klinik dauern die Yoga-Sitzungen ungefähr zwei Stunden. Damit soll erreicht werden, dass jeder Teilnehmer sich die Zeit nimmt, sich wirklich in seinem Körper zu zentrieren und eine Weile in diesem heilsamen Zustand zu verharren. Schon fünf oder zehn Minuten pro Tag bewirken ein gesteigertes Wohlbefinden. Wenn Sie aber vorhaben, dem achtwöchigen Kursprogramm zu folgen, das darauf angelegt ist, den Geist in der Übung der Achtsamkeit zu schulen, empfehle ich Ihnen, ab der dritten Woche täglich fünfundvierzig Minuten dafür aufzuwenden und Yoga und Body-Scan abwechselnd zu üben.

22 Das Sanskritwort Yoga bedeutet soviel wie „Vereinigung“ und meint die Vereinigung von Körper und Geist beziehungsweise die Erkenntnis, dass beide nicht voneinander getrennt sind. Im weiteren Sinn ist darunter aber auch die Erfahrung des Einsseins oder Verbundenseins des Einzelnen mit dem Universum zu verstehen. Darüber hinaus hat der Begriff noch weitere, speziellere Bedeutungen, die für unseren Zweck nicht von Belang sind, aber ebenfalls dieselbe Grundaussage beinhalten: die Erkenntnis und Erfahrung von Einheit durch fortgesetztes, diszipliniertes Anwenden bestimmter Techniken.

Diese Techniken können allerdings nicht aus einem Buch erlernt werden. Nicht einmal unter bestmöglichen Umständen kann ein Buch das Gefühl für die konkrete Praxis vermitteln. Einer der entspannendsten Aspekte des Yoga ist das Gefühl der Leichtigkeit, des Fließens, wenn der Körper von einer Position in die nächste wechselt, und die Augenblicke der Stille, während man ganz ruhig und locker auf Bauch oder Rücken liegt.

Wer nach einem Buch übt, muss immer wieder zwischen den Übungsillustrationen und den Beschreibungen hin- und herblättern. Aus diesem Grund empfehle ich jedem ernsthaft Interessierten, am Anfang die geführten Übungen herunterzuladen und anzuhören. So kann alle Energie darauf verwendet werden, die Aufmerksamkeit ununterbrochen auf den Körper, die Atmung und den Geist zu richten. Die Illustrationen und Instruktionen in diesem Buch können nützlich sein, eventuelle Unklarheiten zu beseitigen, und helfen das allgemeine Verständnis zu vertiefen, das sich im Zuge der persönlichen Praxis entwickelt; und nach einer Weile erübrigen sich die geführten Übungen von selbst.

Wir haben bereits gesehen, dass die Meditationshaltung eine große Rolle spielt und dass bestimmte Positionen unmittelbar auf die Gemütsverfassung wie auch auf die geistige Verfassung einwirken. Die eigene Körpersprache und das, was sie über einen aussagt, zu kennen, kann bedeuten, dass man ein Gefühl oder eine Einstellung schon allein dadurch verändert, indem man gezielt eine andere Körperhaltung einnimmt. Bereits das einfache Verziehen des Mundes zu einem Lächeln kann ein Gefühl der Entspannung oder auch der Freude auslösen, das vorher nicht existierte.

Im Yoga ist genau dies der springende Punkt. Jedes Mal, wenn Sie bewusst eine andere Position einnehmen, verändern Sie buchstäblich nicht nur Ihre physische Ausrichtung, sondern zugleich auch die innere. Jedes der Asanas, wie die Körperhaltungen im Yoga genannt werden, ermöglicht es Ihnen, achtsam mit Gedanken und Gefühlen umzugehen, sie zu beobachten, den Atem zu verfolgen und bewusst die körperlichen Empfindungen wahrzunehmen, die mit dem Dehnen, Strecken, Anheben oder Sinkenlassen der Glieder einhergehen. Scheinbar unwichtige Details – wie etwa ob die Handflächen nach oben weisen oder auf den Knien ruhen, ob die Hände im Schoß verschränkt liegen, ob die Daumen sich berühren oder nicht – können sich darauf auswirken, wie man sich in einem bestimmten Asana fühlt. So kann man die verschiedenen Positionen des Yoga als ein fruchtbares Betätigungsfeld für den bewussten Umgang mit den Energien des Körpers betrachten.

Und so fängt man an

1. Breiten Sie eine Decke oder Matte auf dem Fußboden aus. Legen Sie sich mit dem Rücken darauf, oder nehmen Sie eine andere entspannte Haltung ein.
2. Richten Sie Ihre Aufmerksamkeit auf den Atemvorgang. Spüren Sie, wie sich die Bauchdecke beim Einatmen hebt, beim Ausatmen senkt, sich hebt und senkt.
3. Nehmen Sie sich einige Minuten Zeit, um den Körper als Ganzes zu erfühlen, vom Scheitel bis zur Sohle. Werden Sie sich der Haut bewusst, die ihn wie eine Hülle umschließt, aber auch der Empfindungen, die durch das Liegen auf dem Boden ausgelöst werden.
4. Wie bei der Meditation beziehungsweise beim Body-Scan sollten Sie auch hier die Aufmerksamkeit ganz auf die Erfahrung eines jeden Augenblicks richten und sie sofort zurückholen, sobald sie abschweift. Stellen Sie kurz fest, wodurch Sie abgelenkt wurden, und kehren Sie zur Übung zurück.

5. Nehmen Sie die nachfolgend beschriebenen Asanas der Reihe nach ein, so gut es geht, und verharren Sie eine Weile in jeder Stellung, während Sie sich auf die Bauchatmung konzentrieren. (Die Abbildungen 1 und 2 illustrieren die Sequenz der Yoga-Übungen, wie in den Audiotateien.)
6. Während Sie in jedem der verschiedenen Asanas eine Zeit lang verharren, achten Sie auf die unterschiedlichen Empfindungen, die durch sie ausgelöst werden. Sie können den Atem auch in die Körperregion lenken, in der Sie eine besonders intensive Empfindung verspüren und gleichsam in sie hinein- beziehungsweise aus ihr herausatmen, mit dem Ziel, sich in jeder Position vollkommen zu entspannen.
7. Lassen Sie Übungen aus, die problematisch für Sie sein könnten. Konsultieren Sie Ihren Arzt oder Therapeuten, falls Sie unter Nacken- oder Kreuzschmerzen leiden. Sie müssen in jedem Fall die Verantwor-

tung für sich, für Ihren Körper, selbst übernehmen und entsprechend überlegt handeln. Die Übungen sind zwar sanft und von großer Heilkraft, aber dennoch ungemein effektiv, und wenn man sie nicht ausgesprochen behutsam und konzentriert durchführt, kann man sich leicht Muskelzerrungen oder andere Beschwerden zuziehen.

8. Spornen Sie sich nicht zu Höchstleistungen an. Wenn Sie sich dabei ertappen, registrieren Sie es, dann lassen Sie besagte Vorstellung los. Akzeptieren Sie sie als einen Teil der Erfahrung des Augenblicks. Das entspricht dem Geist des Yoga. Es geht darum, die eigenen Grenzen behutsam, liebevoll und voller Achtung dem eigenen Körper gegenüber zu erforschen, nicht darum, Rekorde aufzustellen oder in den kommenden Sommermonaten eine bessere Figur im Badeanzug zu machen. Die bessere Figur mag sich von selbst einstellen, quasi als Nebeneffekt der regelmäßigen Praxis. Wenn Sie Ihren Körper aus sol-

chen Gründen überfordern, bis an die äußerste Grenze der Belastbarkeit gehen, anstatt sich in jede Übung hineinzuentspannen, werden Sie sich keinen Gefallen damit tun. Schnell ist man entmutigt oder gibt der Übung die Schuld, anstatt zu erkennen, dass man es mit dem Greifen wohl wieder einmal übertrieben hat.

9. Machen Sie nach jedem Asana eine kurze Pause, bevor Sie das nächste einnehmen. Bleiben Sie auf dem Rücken liegen oder nehmen Sie eine andere entspannte Haltung ein. Richten Sie Ihre Aufmerksamkeit auf den ein- und ausströmenden Atem, spüren Sie das Heben und Senken der Bauchdecke. Wenn Sie auf dem Rücken liegen, sollten Sie fühlen, wie die Muskeln sich beim Ausatmen entspannen, wie Sie gleichsam tiefer in die Decke oder Matte einsinken. Überlassen Sie sich dem Fluß, dem Auf und Ab des Atems. Sie können sich zwischen den Asanas aber auch im Stehen entspannen. Erfühlen Sie den Boden

unter den Füßen, atmen Sie aus und lassen Sie dabei die Schultern fallen. Im Liegen wie auch im Stehen lassen Sie beim Ausatmen, wenn die Muskeln sich entspannen, alle Gedanken los und bleiben mit der Aufmerksamkeit ständig auf dem Atem.

10. Im Zusammenhang mit den Yoga-Übungen gibt es zwei allgemeine Regeln zu beachten. Die erste lautet, dass bei jeder Bewegung, bei der die Bauchmuskeln angespannt werden, ausgeatmet wird, während bei Bewegungen, bei denen die Bauchdecke sich hebt und der Rücken angespannt ist, eingeatmet wird. Hebt man beispielsweise in Rückenlage ein Bein (Abbildung 6, Position 14), atmet man während des Hebens aus. Liegt man dabei aber auf dem Bauch (Abbildung 6, Position 19), wird eingeatmet. Ist die Position erst einmal eingenommen, folgt man einfach weiter dem natürlichen Atemvorgang. Die zweite Regel lautet, dass jede Position so lange beibehalten werden soll, bis man sich

völlig in sie hineinentspannt hat. Wenn Sie große Mühe damit haben, in einer Stellung zu verharren, erinnern Sie sich daran, dass Sie nur dem Atem zu folgen brauchen, sich nur dem fließenden Auf und Ab des Atems zu überlassen brauchen. Sie werden feststellen, dass Sie sich an vielen Stellen unbewusst „festhalten". Doch nach einer Weile wird der Körper dies erkennen und sich zunehmend entspannen. Versuchen Sie, die Position bei jedem Einatmen ein wenig in alle Richtungen expandieren zu lassen; bei jedem Ausatmen lassen Sie sich ein wenig tiefer in die Stellung „hineinsinken". Versuchen Sie, nur die für den jeweiligen Vorgang benötigten Muskeln zu bewegen. Wenn Ihre Gesichtszüge angespannt sind, entspannen Sie sie ganz bewusst.

11. Überfordern Sie sich nicht. Achten Sie genau auf die „Stopp"- Signale Ihres Körpers, vermeiden Sie es, sich zu überdehnen oder zu überstrecken. So oder so wird die ungewohnte Aktivität zunächst einiges

Unbehagen auslösen, das ist unvermeidlich. Sie müssen sich allmählich an den für Sie angenehmen Dehn- und Streckbereich herantasten, langsam und voller Aufmerksamkeit. So erforschen Sie einerseits die Grenzen Ihres Körpers, während Sie ihn gleichzeitig kräftigen, ohne ihm dabei aus Unachtsamkeit Schaden zuzufügen.

1 Reihenfolge der Yoga-Übungen im Liegen

Teil 1

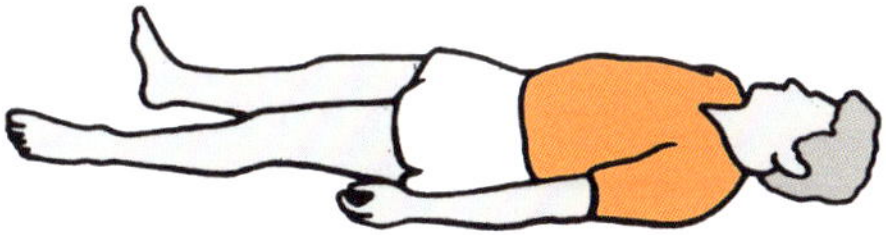

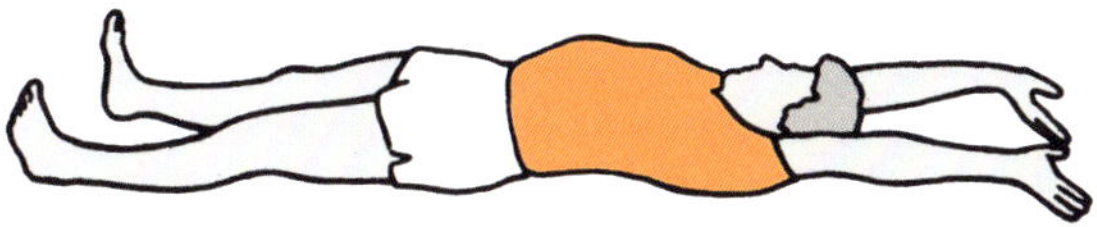

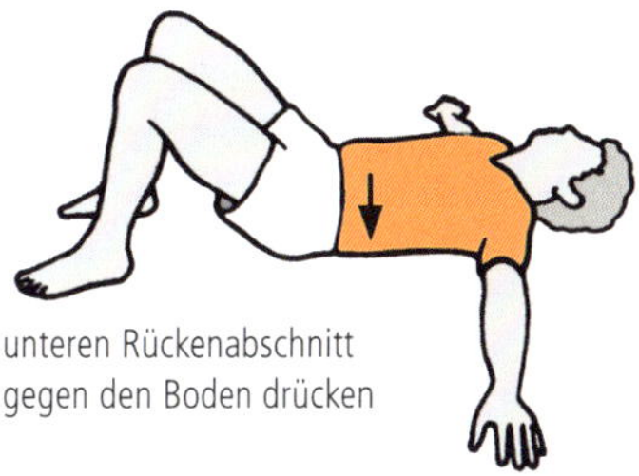

unteren Rückenabschnitt
gegen den Boden drücken

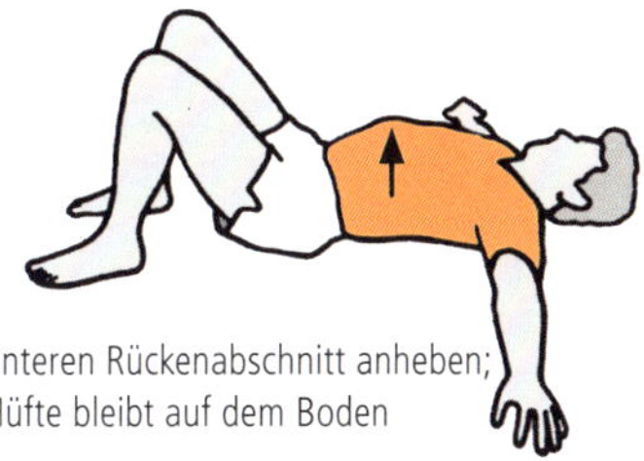

unteren Rückenabschnitt anheben;
Hüfte bleibt auf dem Boden

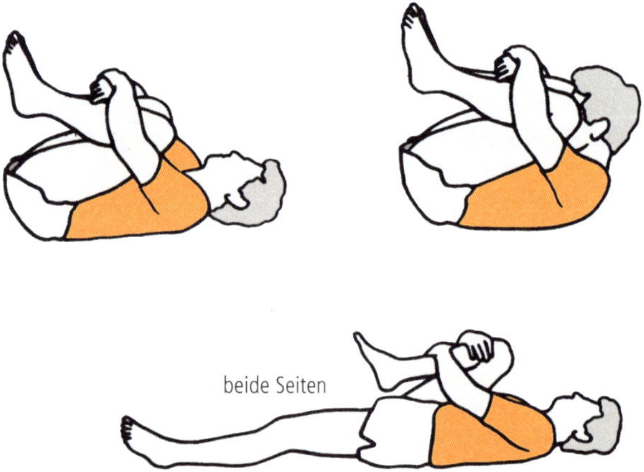
beide Seiten

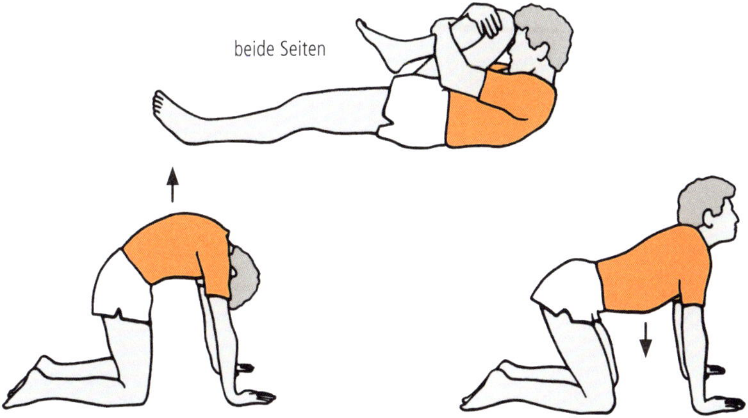
beide Seiten

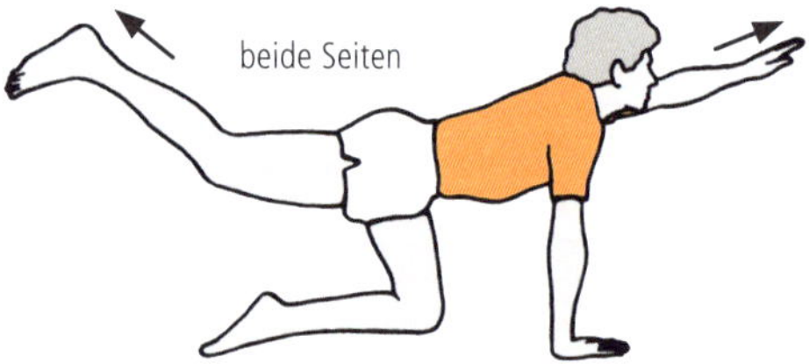
beide Seiten

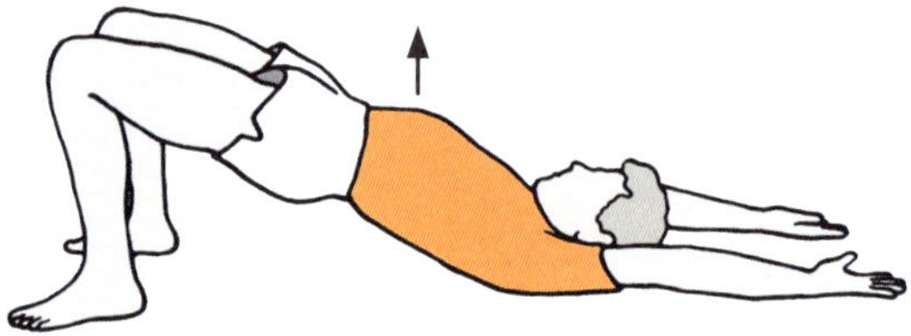

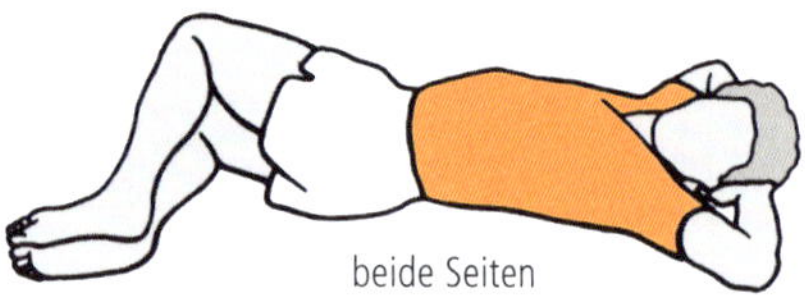
beide Seiten

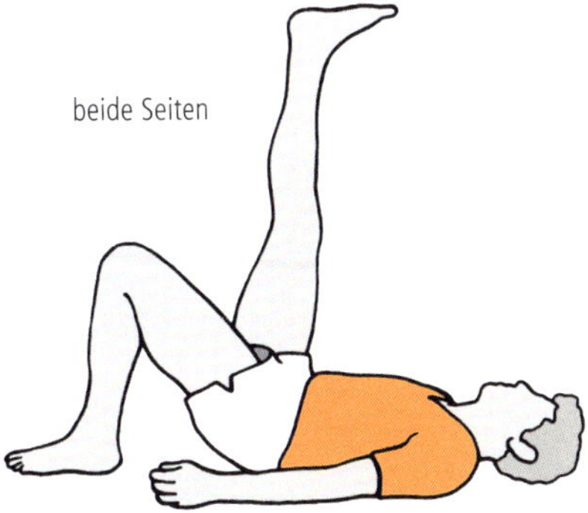

beide Seiten

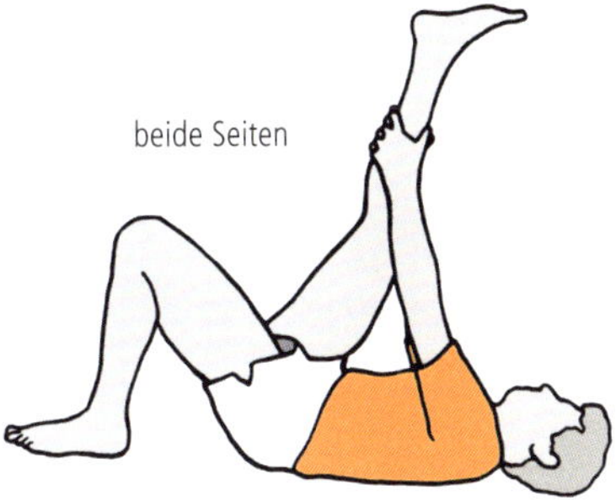

beide Seiten

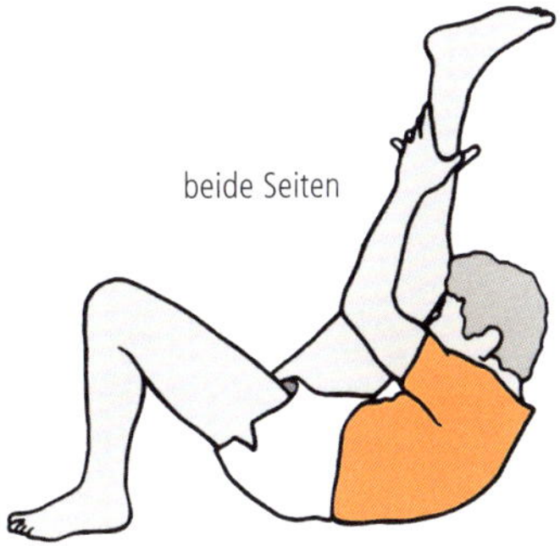

beide Seiten

Teil 3

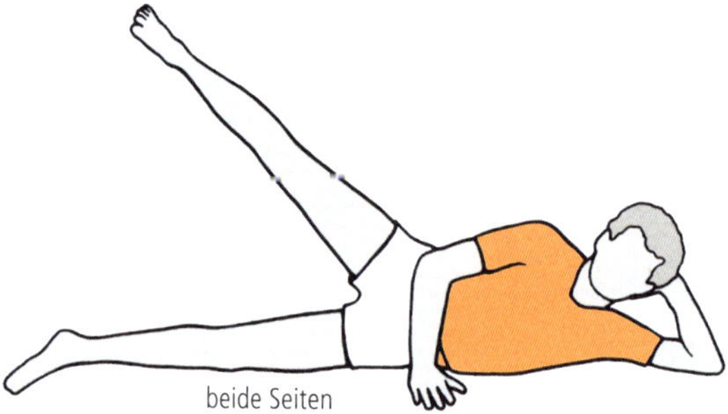

beide Seiten

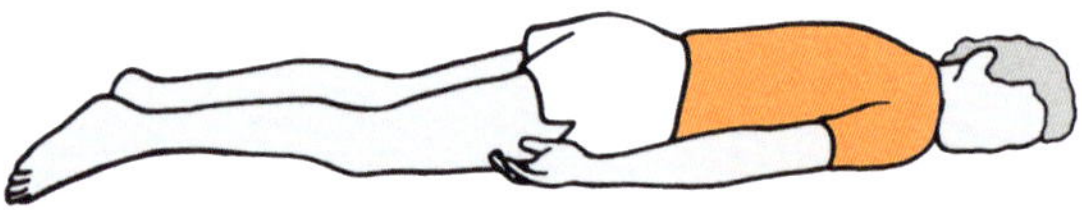

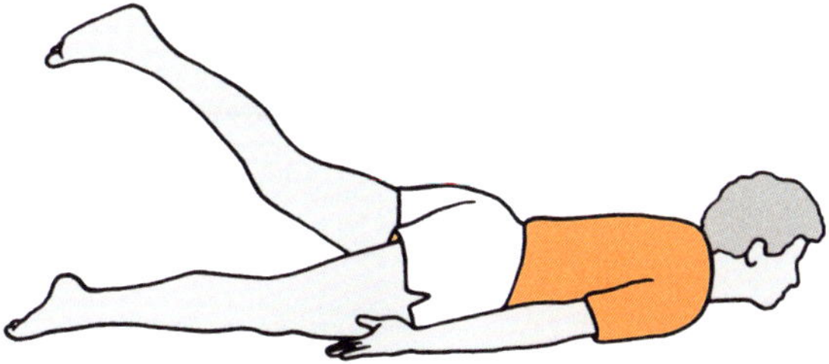

beide Seiten

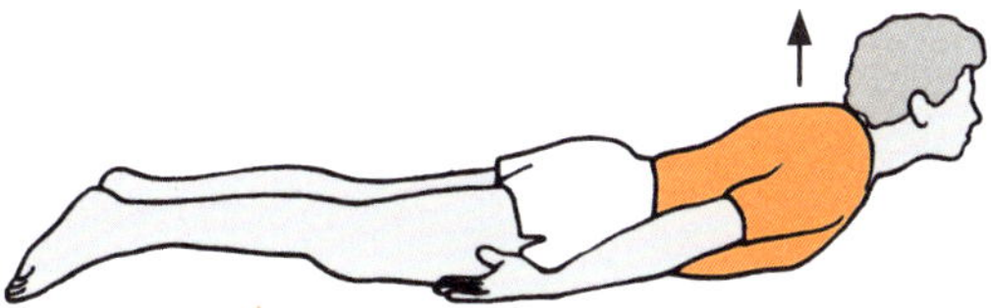

41

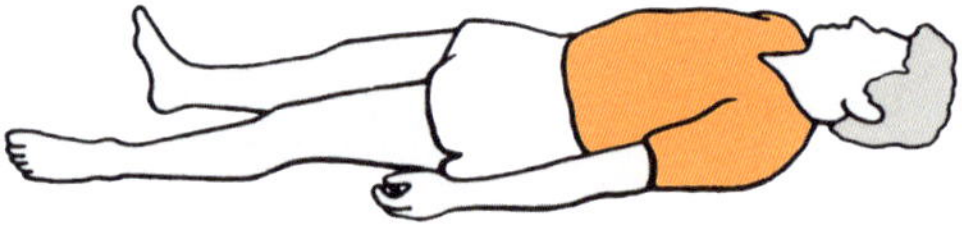

2 Reihenfolge der Yoga-Übungen im Stehen

Teil 1

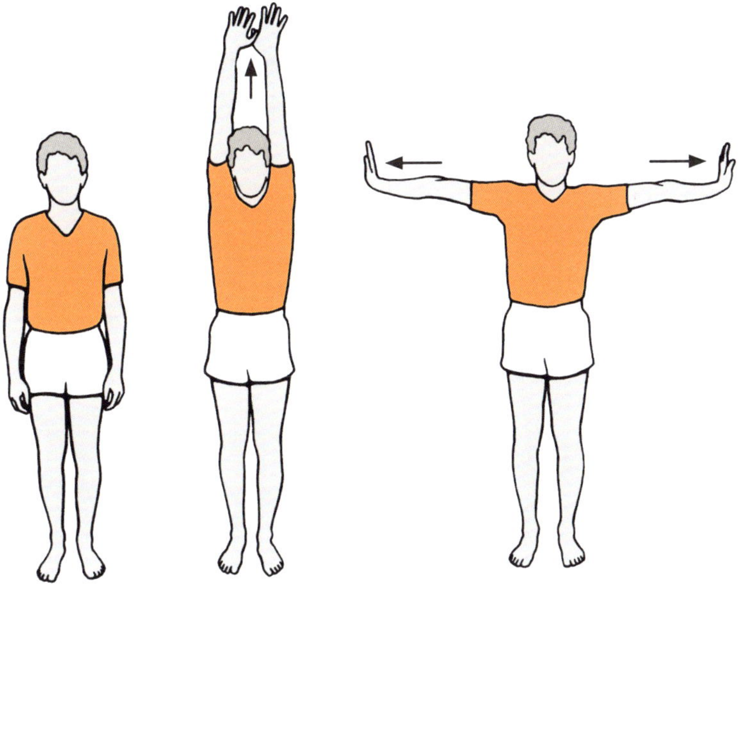

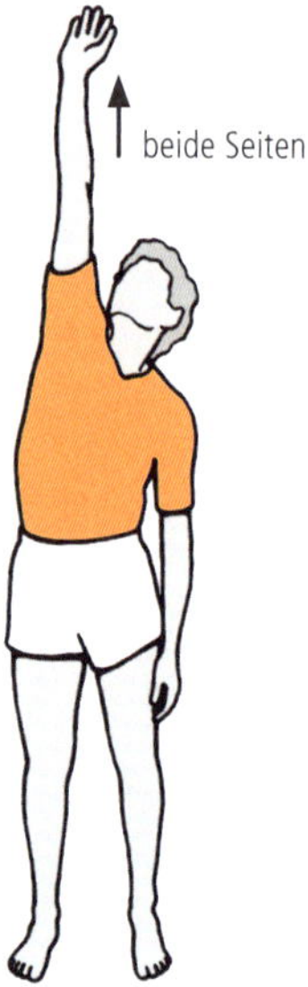
beide Seiten

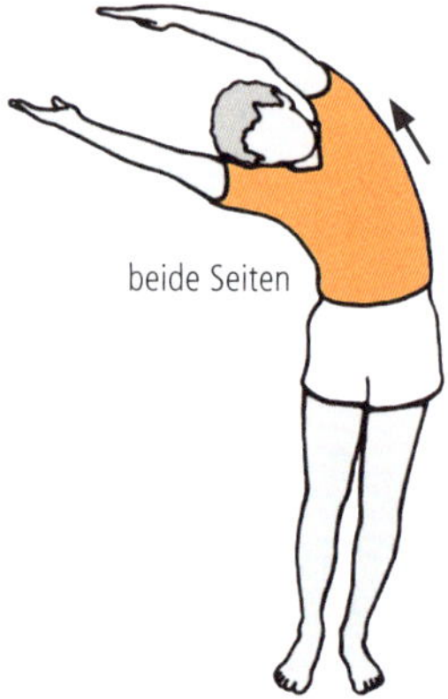
beide Seiten

Schulterkreisen: erst nach vorn, dann nach hinten

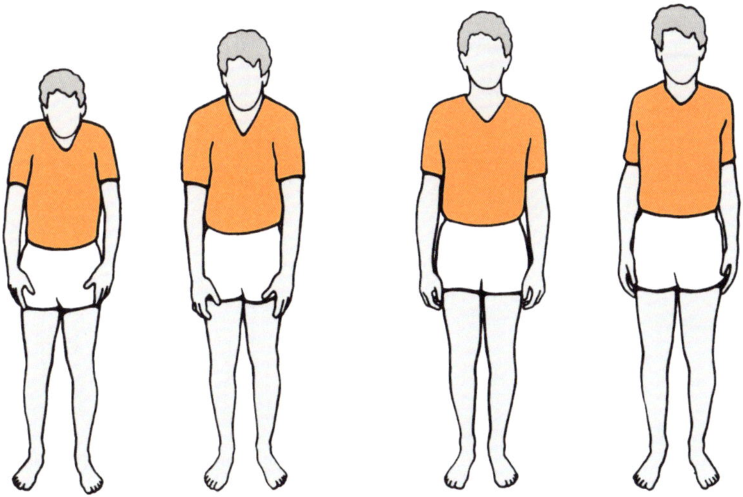

Teil 2

46

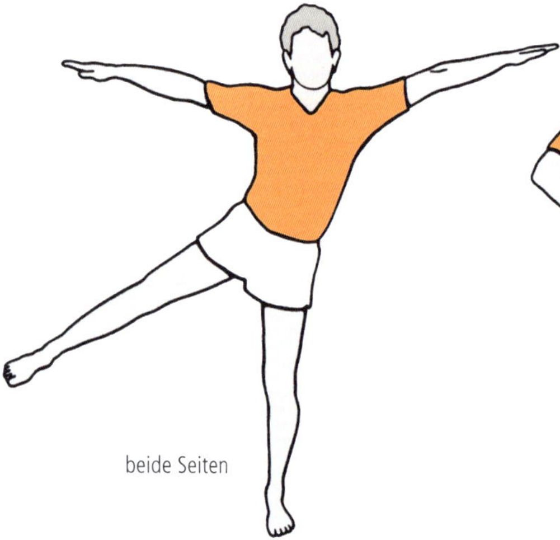
beide Seiten

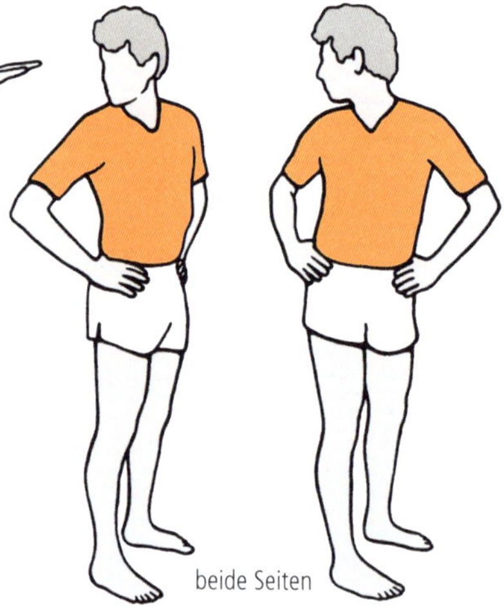
beide Seiten

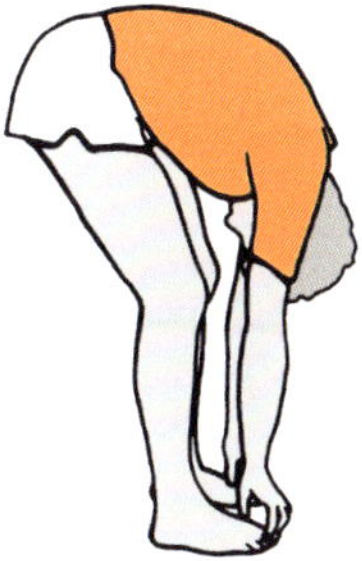

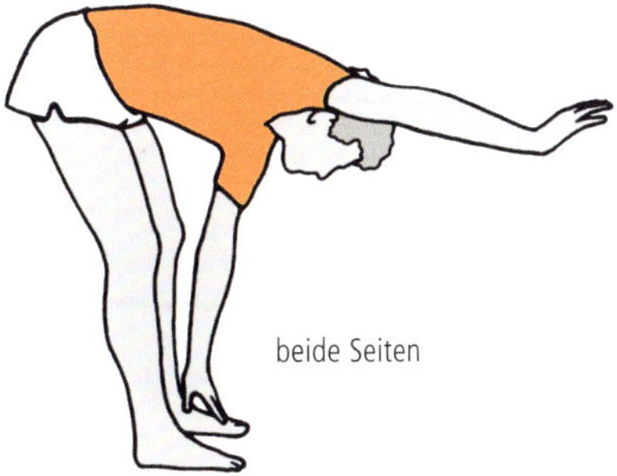

beide Seiten

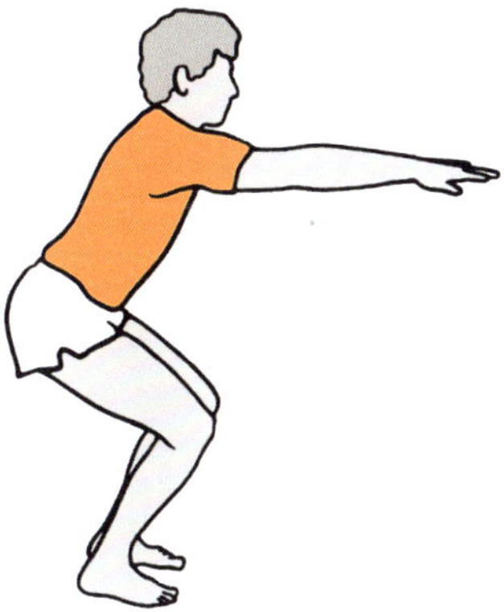

Teil 3

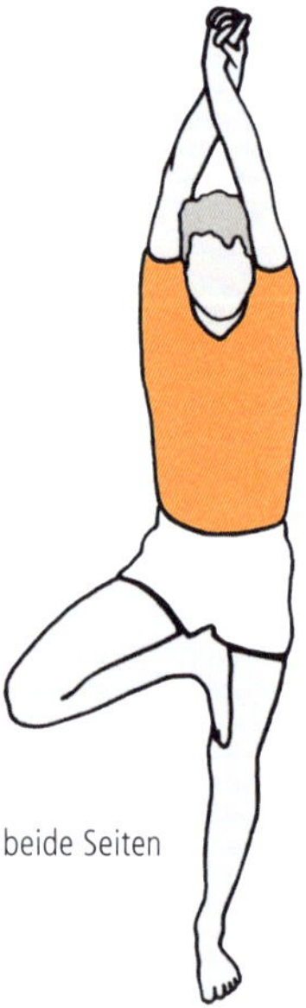

beide Seiten

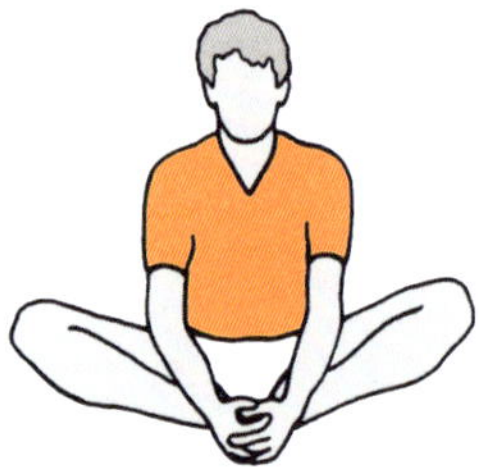

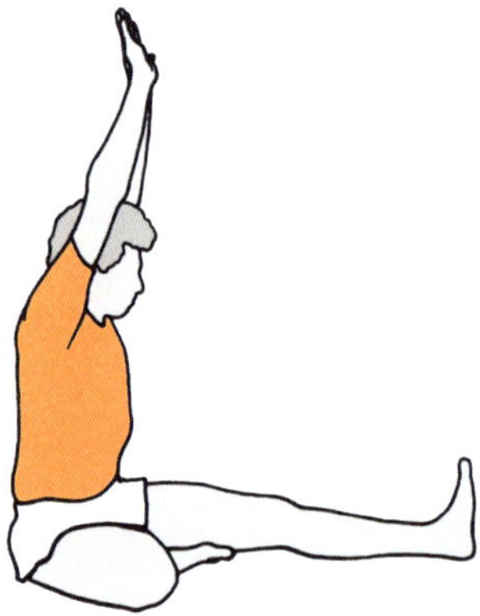

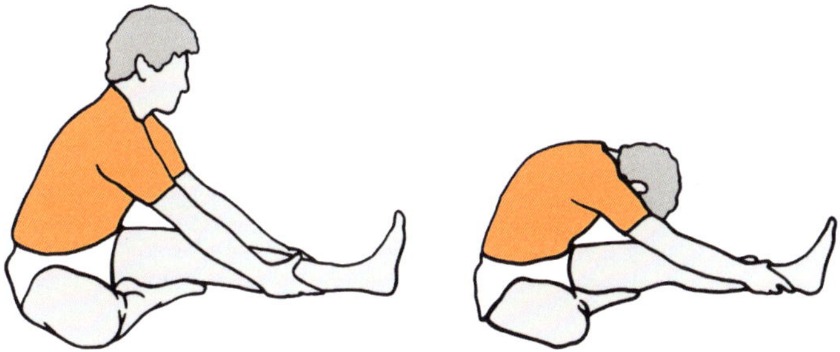

jeweils beide Seiten

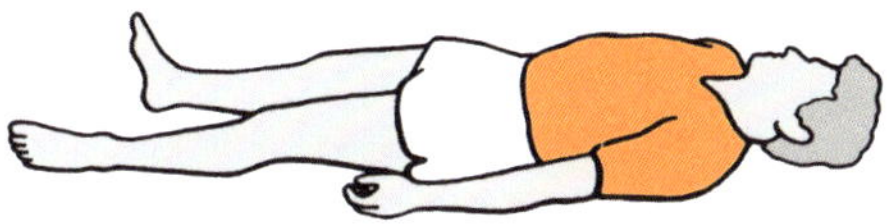

Zu den geführten Übungen

Während wir ein tieferes Gewahrsein und Gespür für uns selbst entwickeln, arbeiten wir im Grunde immer an den Grenzen dessen, was wir gerade tun können. Es ist wichtig, sicher dieser Grenzen bewusst zu sein und lange genug am Rand dieser Grenzen zu verweilen, um sie zu erfahren. Aber es ist ebenso wichtig, sich nicht anzutreiben und über die Grenzen hinauszugehen. Stattdessen schauen wir in jedem Augenblick tief in die erfahrenen Grenzen hinein, akzeptieren sie voll und ganz und zwingen uns nicht, anders zu sein, als wir im Moment sind. Wenn Sie die Übungen regelmäßig machen, jeden Tag mit Sorgfalt und Aufmerksamkeit, während Sie lernen, wie sie auszuführen sind, werden Sie bald bemerken, dass sich Ihre Grenzen verändern und von alleine auflösen.

Die besten Ergebnisse erreichen wir dadurch, dass wir versuchen, gar nichts zu erreichen, nicht einmal Entspannung. Es reicht aus, einfach zu tun, was gesagt wird, so gut Sie es können, während Sie Ihre volle Aufmerksamkeit darauf richten, wie Ihr Körper sich in jedem Augenblick anfühlt.

- *Wenn die Dehnungen unangenehme Empfindungen hervorrufen* – wie kribbeln, ziehen, stechen oder Hitzegefühle wie brennen, ausstrahlen oder bohren – spüren Sie es einfach so, wie es ist.

- *Versuchen Sie, wirklich wahrzunehmen, was genau Sie fühlen.* Sie können sich sogar fragen: „Was fühle ich jetzt? Was ist das für ein Gefühl in meinem Knie, meinem Rücken oder meinem Bein? Wo genau spüre ich es? Was für Eigenschaften hat es? Reagiert mein Geist automatisch darauf, oder geht er bewusst damit um?"

- *Wenn Sie eine Übung überspringen möchten,* versuchen Sie einfach, eine bequeme Haltung einzunehmen, schließen Sie Ihre Augen und visualisieren Sie oder empfinden Sie so detailliert wie möglich das, was die Übung Sie gerade zu tun anleitet. Erinnern Sie sich auch daran, so oft wie möglich in den Bauchbereich und durch die Nase zu atmen.

Halten Sie beim Üben die Augen manchmal offen und manchmal geschlossen. Probieren Sie aus, was Ihnen eher hilft, konzentriert zu sein.

Durch ein regelmäßiges Üben stärken und nähren Sie Ihren Körper und tragen dazu bei, Ihr Wohlbefinden und Ihre Gesundheit zu verbessern. Sie finden die Übungen in unserem Online Center unter www.arbor-online-center.de/begleitmaterial/

Geben Sie den Code **q8noko** ein.

Anhang

Jon Kabat-Zinn

Jon Kabat-Zinn ist Gründer der *Stress Reduction Clinic, des Instituts für Achtsamkeit in Medizin, Gesundheitsvorsorge und Gesellschaft* und Professor emeritus der Medizin an der *Universität von Massachusetts*. Seit mehr als 25 Jahren gilt er als Pionier der Ganzheitsmedizin, und sein Programm zur Praxis der Achtsamkeit im Gesundheitswesen, kurz MBSR *(Mindfulness Based Stress Reduction)*, wird mittlerweile in vielen Ländern der Welt erfolgreich praktiziert.

Heike Born

Heike Born arbeitet als Psychologische Psychotherapeutin in eigener Praxis in Wiesbaden und ist in der Ausbildung von psychologischen Psychotherapeuten an den Universitäten Frankfurt und Mainz sowie an anderen anerkannten Ausbildungsstätten tätig.
Die Vermittlung achtsamkeitsbasierter Verfahren im Rahmen von Psychotherapie ist einer der Schwerpunkte ihrer Lehrtätigkeit.

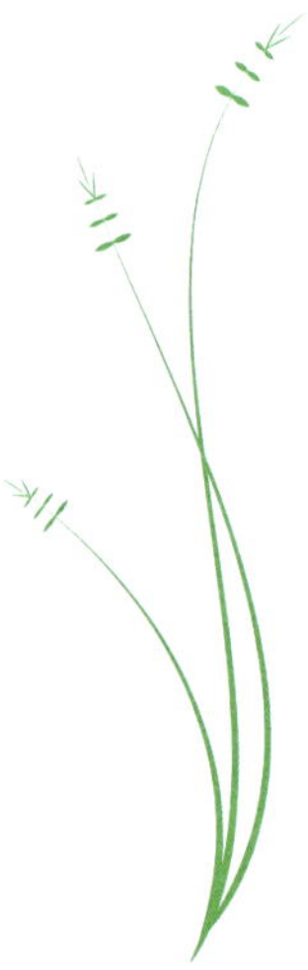

Wichtiger Hinweis

Die Ratschläge zur Selbstbehandlung in diesem Buch sind vom Autor sowie dem Verlag sorgfältig erwogen und geprüft worden. Dennoch kann eine Garantie nicht übernommen werden. Bei ernsthafteren oder länger anhaltenden Beschwerden sollten Sie auf jeden Fall einen Arzt, Psychotherapeuten, Psychologen oder Heilpraktiker Ihres Vertrauens zu Rate ziehen. Eine Haftung des Autors oder des Verlages für Personen-, Sach- und Vermögensschäden ist ausgeschlossen.

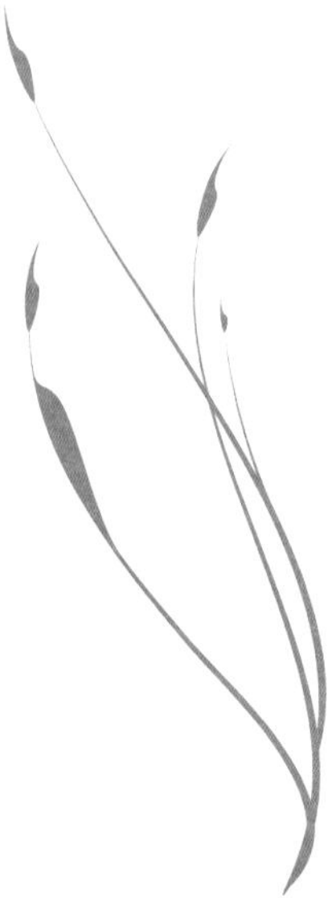

Weitere Literatur zum Thema

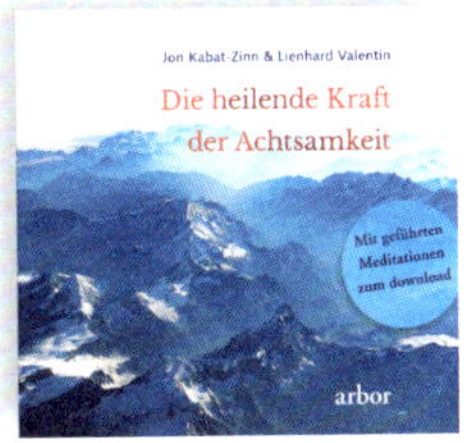

Jon Kabat-Zinn und Lienhard Valentin

Die heilende Kraft der Achtsamkeit

Das Meditationsprogramm, das durch den Alltag begleitet.

Die Praxis der Achtsamkeit ist ein wertvolles Hilfsmittel, uns zu regenerieren und unser inneres Gleichgewicht wiederzufinden. Sie befähigt uns, jeden Augenblick unseres Lebens mit größerer Wachheit, Klarheit und Akzeptanz zu leben.

Buch mit geführten Meditationen zum streamen oder download

ISBN 978-3-86781-440-9

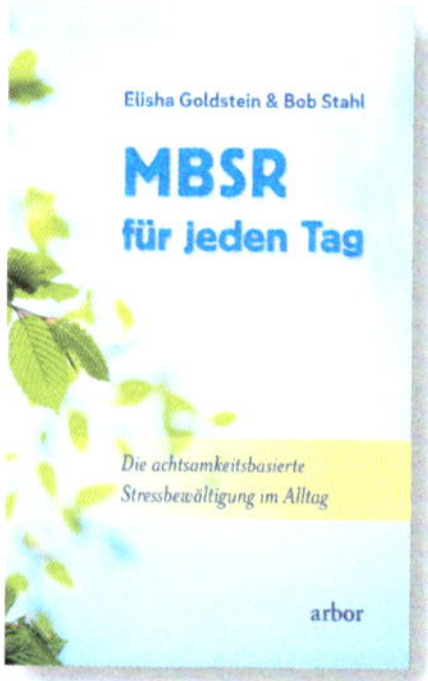

Elisha Goldstein & Bob Stahl

MBSR für jeden Tag

Die achtsamkeitsbasierte Stressbewältigung im Alltag

MBSR für jeden Tag stellt einfache Übungen vor, die auf der erfolgreichen Methode „Stressbewältigung durch Achtsamkeit" (MBSR) beruhen und Ihnen Tag für Tag dabei helfen, Stress abzubauen und sich wieder in der Gegenwart zu verankern.

ISBN 978-3-86781-164-4

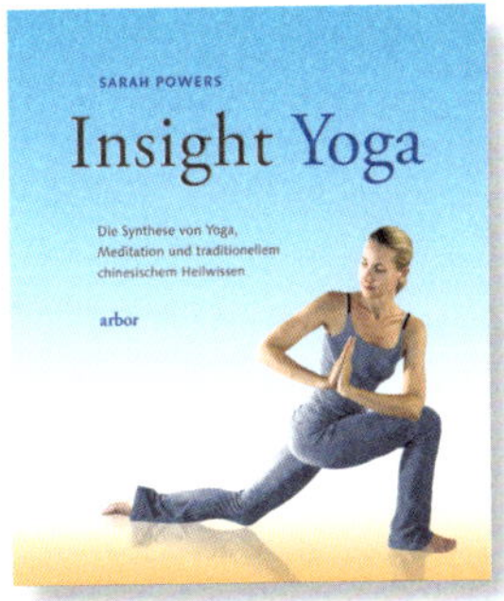

Sarah Powers

Insight Yoga

Die Synthese von Yoga, Meditation
und traditionellem chinesischem Heilwissen

Insight Yoga erklärt uns leicht verständlich und kompakt Hintergründe und Techniken und gibt uns ein reichhaltiges Übungsrepertoire an die Hand, das durch klare Anleitungen und viele Bilder zum Nachmachen einlädt.

ISBN 978-3-86781-067-8

Seminare und Weiterbildungen

Die gemeinnützige *Arbor-Seminare gGmbH* organisiert regelmäßig Seminare und Weiterbildungen mit führenden Vertreter*innen achtsamkeitsbasierter Verfahren. Nähere Informationen finden Sie unter:

www.arbor-seminare.de

Inspiration und Wissenswertes rund um das Thema Achtsamkeit

Lernen Sie die Autor*innen unserer Bücher und die Referent*innen unserer Veranstaltungen kennen: in Interviews, Vorträgen, Meditationsübungen, Webinaren, Podcasts sowie Kursen und zahlreichen weiteren Ressourcen:

www.arbor-online-center.de

Arbor-Verlagsprogramm

Umfangreiche Informationen zu unseren Themen, ausführliche Leseproben aller unserer Bücher, einen versandkostenfreien Bestellservice und unseren kostenlosen Newsletter. All das und mehr finden Sie auf unserer Website.

www.arbor-verlag.de

Mehr von Jon Kabat-Zinn

www.arbor-verlag.de/jon-kabat-zinn

Geführte Übungen

Yoga im Liegen	**41 Minuten**
Teil 1	9 Minuten
Teil 2	19 Minuten
Teil 3	13 Minuten
Yoga im Stehen	**35 Minuten**
Teil 1	11 Minuten
Teil 2	10 Minuten
Teil 3	14 Minuten

Sie finden die Übungen in unserem Online Center unter www.arbor-online-center.de/begleitmaterial/

Geben Sie den Code **q8noko** ein.